NOTE

SUR LES

EAUX MINÉRALES

DU

MONT-DORE

PAR

Le Docteur J. NICOLAS

MÉDECIN-CONSULTANT AU MONT-DORE

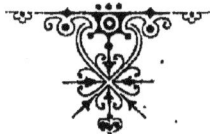

VICHY

C. BOUGAREL, IMPRIMEUR-ÉDITEUR

Rue Sornin - Gagnière

1882

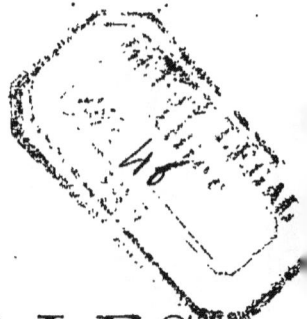

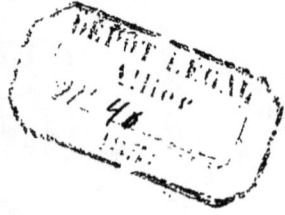

NOTE

SUR LES EAUX MINÉRALES

DU MONT-DORE

NOTE

SUR LES

EAUX MINÉRALES

DU

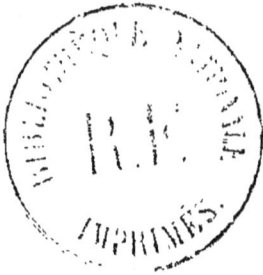

MONT-DORE

PAR

Le Docteur J. NICOLAS

MÉDECIN-CONSULTANT AU MONT-DORE

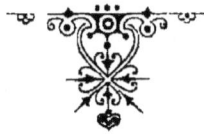

VICHY

C. BOUGAREL, IMPRIMEUR-ÉDITEUR

Rue Sornin - Gagnière

1882

NOTE

SUR LES EAUX MINÉRALES

DU MONT-DORE

Faire connaître en peu de mots la station thermale du Mont-Dore, mettre en relief ses avantages, tel est le but de cette étude.

Le village du Mont-Dore se trouve au centre de la France, au milieu des montagnes du Puy-de-Dôme, dans une vallée resserrée, fermée au midi, et ouverte au nord, à une altitude de 1,052 mètres.

Si une pareille situation donne au village pendant l'hiver une température rigoureuse, elle le protège en revanche contre les grandes chaleurs de l'été. A l'époque où les malades viennent se soumettre au traitement, à l'exception des vingt derniers jours de juillet, la température du Mont-Dore est fraîche ; les vents sont presque nuls, l'humidité est peu marquée ; en un mot, le climat est *fortifiant* ; il stimule l'activité de la nutrition, il relève les forces du malade.

L'altitude ajoute son influence à celle du climat, et agit directement sur le fonctionnement du poumon.

C'est un fait reconnu que les habitants du Mont-Dore sont épargnés par la tuberculose pulmonaire. Cette immunité pareille à celle que l'on rencontre dans certaines parties de la Suisse, en Islande, dans les Andes, et sur les hauts plateaux du Mexique, ne reconnait pas d'autre cause que l'élévation de ces régions au-dessus du niveau de la mer.

Veut-on savoir quel est le mode d'action de l'altitude? — La diminution de la pression atmosphérique détermine un puissant appel du sang à la peau, et le détourne des viscères. Le poumon participe largement à cet état d'anémie relative, bien que son contact avec l'air l'ait fait considérer par certains auteurs comme un organe périphérique. Des recherches expérimentales ont fait depuis longtemps justice de cette opinion erronée ; sur les animaux placés dans l'air raréfié, aussi bien que sur les aéronautes qui se sont élevés à de trop grandes hauteurs, on a pu observer, quoique rarement, des hémorrhagies ; jamais du moins elles ne se sont produites par le poumon.

Le poumon se trouve donc décongestionné, et ainsi se trouvent expliquées la rareté des hémoptysies chez les malades en traitement au Mont-Dore, ou leur cessation dès qu'ils arrivent dans nos montagnes.

Dans la phtisie pulmonaire, où les tubercules entretiennent constamment autour d'eux des engorgements inflammatoires qui favorisent de plus en plus l'étendue du mal, la décongestion produite par la raréfaction de l'air vient en aide au traitement thermal pour amener les plus heureux résultats.

Sous la même influence la respiration devient plus ample (Jourdanet) et plus fréquente ; les poumons se dilatent plus complétement, et cette suractivité de leur fonctionnement se traduit par des modifications avantageuses dans la circulation sanguine et dans la nutrition des malades.

Loin de moi la pensée d'attribuer au climat et à l'altitude du Mont-Dore la part principale dans les cures que l'on y observe ! Les malades restent malheureusement trop peu de temps dans nos montagnes pour profiter du traitement par l'air. J'ai voulu seulement montrer qu'ils y trouvent les conditions climatériques les plus propres à assurer, à augmenter l'efficacité des eaux.

Comme toutes les eaux minérales, l'eau du

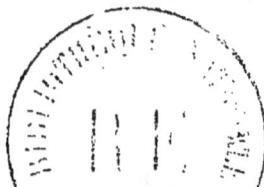

Mont-Dore est un médicament complexe, qui agit par l'ensemble de sa constitution. Elle reconnaît pour agent principal l'arséniate de soude. Les autres principes minéralisateurs en sont les adjuvants : ce sont le bicarbonate de soude, le bicarbonate de fer, l'acide carbonique, etc. La haute thermalité des sources vient augmenter l'énergie de leurs effets.

Les indications des eaux du Mont-Dore seront donc les mêmes que celles du traitement arsénical. Je citerai parmi elles : certaines maladies cutanées, le rhumatisme chronique et les névralgies, les affections chroniques des voies respiratoires, (asthme , coryza , laryngite, angine, bronchite , tuberculose).

Les maladies de peau justiciables des eaux du Mont-Dore sont les affections chroniques, de *cause interne*, dans lesquelles on rencontre comme symptômes principaux : l'hyperhémie chronique, les démangeaisons, l'exagération de la sécrétion épidermique. Tels sont le pityriasis, le psoriasis, le lichen, le prurigo, l'urticaire, l'érythème et l'herpès chroniques.

La réputation du Mont-Dore a été créée par les succès obtenus dans le traitement des affections rhumatismales et des névralgies. La puissance de nos eaux contre ces maladies parait aujourd'hui un peu trop oubliée, et la tendance actuelle des médecins est de spécialiser le Mont-Dore à la cure des maladies des voies respiratoires.

Parmi elles, la tuberculose pulmonaire tient la première place. Quel que soit le degré des lésions des poumons, les malades se trouvent bien de l'emploi de nos eaux tant qu'ils ne sont pas tombés dans la période de cachexie, de consomption générale. Une cure au Mont-Dore constitue un des plus puissants moyens prophylactiques de cette redoutable affection. Il m'a déjà été donné d'observer plusieurs sujets, issus de parents phtisiques, chez lesquels un affaiblissement général, la chloro-anémie, une susceptibilité spéciale aux rhumes, eussent infailliblement fait prévaloir l'influence héréditaire, si une saison au Mont-Dore n'eût relevé leur énergie vitale.

Si les eaux sulfureuses ont pu être employées avec quelque avantage dans les phtisies pulmonaires à forme torpide, il est avéré qu'elles ne réussissent point chez les malades excitables, ou soumis à des hémoptysies fréquentes, comme les arthritiques, et dans les cas où la maladie évolue rapidement. La médication sulfureuse détermine l'excitation du système nerveux, l'accélération de la circulation sanguine ; elle provoque ainsi la fièvre, et congestionne le poumon au point d'amener des crachements de sang. Qui ne comprend la gravité de cet inconvénient dans une maladie où la congestion pulmonaire est la principale cause du développement des tubercules ?

Le traitement par les eaux arsenicales, a une action toute différente : il apaise l'excitation nerveuse, il calme la fièvre, il décongestionne le poumon. Il n'attaque pas directement les tubercules, mais il s'oppose à leur extension, et il place le tuberculeux dans les meilleures conditions pour résister à sa maladie, pour accroître ses chances de guérison.

Stimulantes des fonctions digestives par leur minéralisation arsenicale, par leur faible alcalinité, par l'acide carbonique dont elles sont chargées, les eaux du Mont-Dore provoquent l'appétit, facilitent la digestion. Et tandis qu'elles augmentent ainsi la nutrition, elles modèrent l'activité circulatoire comme le prouve le ralentissement du pouls, et diminuent conséquemment la dénutrition. Élévation des recettes, économie dans les dépenses, tel est le bénéfice de cette médication, dont on doit faire encore entrer en ligne de compte l'action anti-catarrhale et anti-dyspnéique. Sous son influence, la sécrétion bronchique est moins abondante, la toux moins fréquente, la respiration plus facile.

Les eaux de la Bourboule, plus chargées d'arsenic que les eaux du Mont-Dore, n'ont pas cependant, comme celles-ci, des effets de sédation marqués sur l'appareil circulatoire et le système nerveux. Loin de la, de l'aveu même du Dr Choussy, le fondateur de cette station, elles déterminent des poussées congestives et des hémoptysies. C'est qu'elles contiennent une très grande quantité de chlorure de sodium, dont l'action est antagoniste de celle de l'arsenic (Gubler), et qui présente en outre l'inconvénient de déterminer des diarrhées incoercibles chez les phtisiques dont les fonctions intestinales ne sont pas dans un état d'intégrité parfaite.

L'altitude et le climat revendiquent une large part, je l'ai déjà dit, dans l'amélioration qu'éprouvent les phtisiques en traitement au Mont-Dore. La température fraîche de nos montagnes ne me paraît pas, non plus, sans influence sur le bien-être que les asthmatiques y ressentent. Trousseau a indiqué dans ses cliniques, la fréquence des accès d'asthme pendant les chaleurs, leur diminution aux époques de froid.

Quant à l'altitude, elle n'a aucune action sur les asthmatiques, d'après M. Germain Sée, qui, dans son savant article du *Dictionnaire de Médecine et de Chirurgie pratiques*, recommande les eaux du Mont-Dore comme une des meilleures médications à opposer à l'asthme. Pouvait-il en être autrement ? L'asthme n'est-il pas rangé par les auteurs les plus compétents (Trousseau, Guénéau de Mussy, etc.) au nombre des manifestations des diathèses herpétique et arthritique ? et ces diathèses ne sont elles pas justiciables des eaux bicarbonatées sodiques et arsenicales ? L'action sédative de l'arsenic sur le système nerveux, et en particulier sur celui de la vie organique est parfaitement connu : l'asthme se trouve donc attaqué dans ses deux éléments, le catarrhe et la névrose.

Une autre affection bronchique, qui présente comme l'asthme un élément catarrhal et un élément spasmodique, la coqueluche, voit sa durée abrégée par les eaux du Mont-Dore. J'en ai observé, l'an dernier, un remarquable exemple que je me propose de publier ultérieurement.

Toutes les affections catarrhales des voies respiratoires trouvent au Mont-Dore un traitement local approprié. Contre le coryza chronique notre station possède les irrigations naso-pharyngiennes ou douches de Weber. Le courant d'eau minérale entrant par une narine ressort par l'autre, débarrassant les fosses nasales des mucosités qui les encombrent, détachant les croûtes, agissant sur la membrane pituitaire et sur la partie supérieure du pharynx comme un topique émollient et comme un modificateur.

C'est aussi aux changements dans la vascularisation des tissus qu'il faut rapporter le bénéfice que la pulvérisation de l'eau minérale chaude procure aux malades atteints de laryngite simple ou de nature tuberculeuse.

Contre la pharyngite chronique, l'angine, l'hypertrophie des amygdales, on a recours moins à l'eau finement pulvérisée qu'à l'eau grossièrement poudroyée par le tamis. Cette eau exerçant une sorte de massage sur les parties qu'elle vient frapper, en dissipe la tuméfaction, détache les concrétions qui se forment dans les glandules du pharynx, dans les cryptes amygdaliennes, et s'oppose aux proliférations cellulaires productrices des hypertrophies.

A la bronchite chronique, à la tuberculose pulmonaire, comme à l'asthme, sont plutôt réservées les inhalations de vapeurs minérales.

Si par l'eau prise en boisson le malade obtient des effets durables, persistants, c'est à l'action des bains et des inhalations qu'il doit le soulagement immédiat.

Les grands bains tempérés se prescrivent fréquemment dans la tuberculose pour modérer l'excitation et faire tomber la fièvre (Lasègue). Aux tuberculeux qui ne présentent ni état fébrile, ni irritabilité nerveuse, les médecins de la station ordonnent volontiers des demi-bains à haute température (43° centigrades), pris sur la source même. Leur but est de déterminer un puissant appel du sang à la peau, et de décongestionner le poumon. — Les bains de pieds que les malades prennent chaque jour pendant leur traitement ont une action identique, mais beaucoup moins énergique.

Dans la bronchite chronique, les bains chauds jouisssent d'une incontestable efficacité. On y joint les douches chaudes, qui, en activant les secrétions de la peau, très souvent supprimées, diminuent celles des bronches.

Mais ce qui différencie la médication du Mont-Dore de celle de toutes les autres stations thermales, c'est l'emploi des inhalations de vapeur d'eau minérale.

Dans de vastes salles où la vapeur est envoyée et se condense en brouillard, les malades vont et viennent pendant une demi-heure à une heure, cherchant à respirer profondement.

Cette vapeur contient des molécules arsénicales provenant de la décompositon de l'arséniate de soude par une haute température: les analyses chimiques de MM. Thénard et Lefort en font foi. La quantité d'arsenic introduite ainsi dans l'économie par la voie pulmonaire doit être considéra-

ble, car la surface respiratoire présente par son
étendue, sa vascularité, sa perméabilité, les conditions les plus favorables à l'absorption, aug-
mentée encore par l'abaissement de la tension
sanguine sous l'influence des sueurs inévitables
dans les salles d'inhalation. Mais la vapeur a en
outre une action locale directe sur les voies
respiratoires malades : son effet principal est de
rendre aisée l'expectoration, et de faciliter la
respiration en calmant la toux chez les tuberculeux, en faisant cesser le spasme des bronches
chez les asthmatiques. L'acide carbonique n'est
pas étranger non plus à cette sédation.

La vapeur d'eau minérale arrivant dans les
salles, élève la température de leur atmosphère.
Son débit est réglé de telle façon que la chaleur
des salles ne dépasse pas 28° à 30° (centigrades).
Pour ne pas franchir ces limites, les jours où l'air
extérieur est dèjà chaud, comme cela arrive
le plus souvent au mois de juillet, on est
obligé de restreindre la quantité de vapeur d'eau.
Cette condition jointe à l'élévation du point de
condensation de la vapeur, quand l'atmosphère
est sèche, s'oppose à la production de cet épais
brouillard, dont les malades apprécient vivement
l'action, et qu'on rencontre toujours dans les
salles d'inhalation, lorsque le temps est plus
frais et plus humide.

Venir au Mont-Dore pendant la période des chaleurs, c'est à dire habituellement du 10 juillet au 1er août, c'est donc s'exposer à un traitement moins complet et par conséquent moins efficace. Le mois de juin, le mois d'août sont ceux qui conviennent le mieux aux malades.

La fraîcheur des matinées et des soirées, la sensibilité au froid que le traitement occasionne pendant les premier jours, rendent indispensable l'usage de vêtements chauds, de vêtements d'hiver.

L'activité que l'eau du Mont-Dore imprime aux fonctions de la peau, la sudation qui se produit dans les salles d'inhalations, exigent également que les malades soient largement approvisionnés de linge de corps (gilets de flanelle, caleçons, etc.)

Tels sont, en résumé, la nature, le mode d'action, les indications, les conditions d'efficacité des eaux arsénicales du Mont-Dore. L'importance que prend chaque année cette station, est la meilleure preuve qu'elle remplit pour un grand nombre ce but de la médecine :

Guérir quelquefois et soulager toujours.

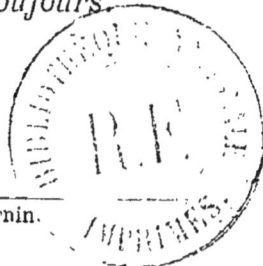

Vicby. — Imp. C. Bougarel, rue Sornin.

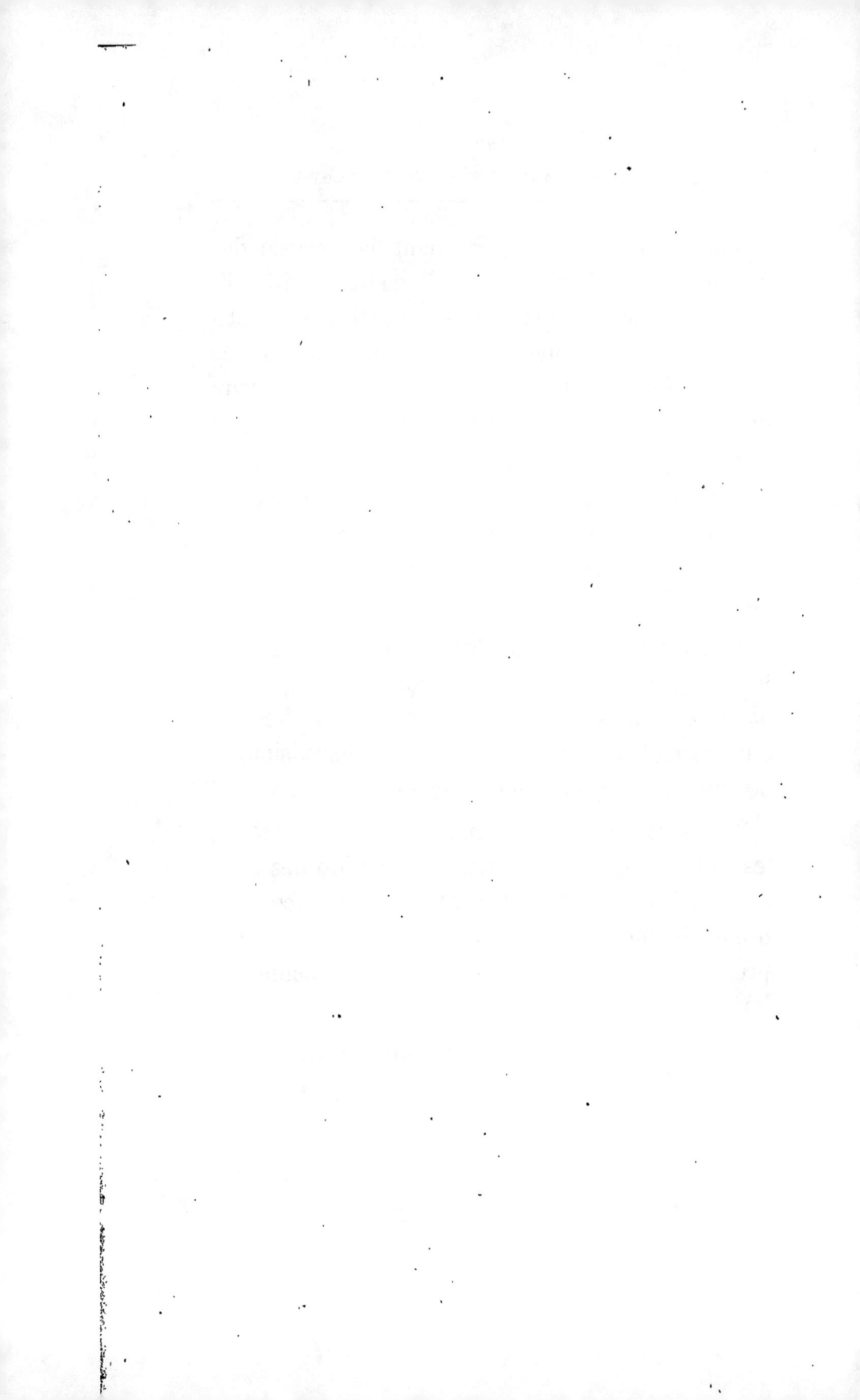

VICHY. — C. BOUGAREL, IMPRIMEUR BREVETÉ

Rue Sornin - Gagnière

www.ingramcontent.com/pod-product-compliance
Lightning Source LLC
Chambersburg PA
CBHW070808220326
41520CB00053B/5938